Fitness y Nutrición En Español/Fitness and Nutrition in Spanish:

Cómo descubrir su potencial físico haciendo ejercicio y comiendo adecuadamente

Plancha de Contenido

dificultad o daño que les pueda ocurrir después de haber realizado la información aquí descrita.

Además, la información de las páginas siguientes está destinada únicamente a fines informativos y, por lo tanto, debe considerarse como universal. Como corresponde a su nasuraleza, se presenta sin garantía de su validez prolongada o de su calidad provisional. Las marcas registradas que se mencionan se hacen sin consentimiento por escrito y de ninguna manera pueden ser consideradas como un endoso del tisular de la marca registrada.

Introducción

Felicitaciones por descargar Fitness y Nutrición y gracias por hacerlo.

Los siguientes Capítulos discutirán cómo descubrir su potencial ilimitado, verse bien a través de una alimentación saludable y hacer ejercicio de acuerdo con sus necesidades físicas.

Hay muchos libros sobre este tema en el mercado, ¡gracias de nuevo por elegir este! Se hizo todo lo posible para garantizar que esté lleno de tanta información útil como sea posible, ¡por favor, disfrute!

Imagine el cuerpo de sus sueños... ¿de acuerdo? Muy bien, ahora dese cuenta de que puede lograr el cuerpo de sus sueños a través de Rutina de ejercicios intensos y deliciosas recetas que son simples y fáciles de seguir. La nutrición es el aspecto más importante de verse y sentirse bien.

En este libro, hay 11 Rutinas de ejercicios que van desde cardio hasta HIIT (Entrenamiento de intervalos de alta intensidad), ejercicios simples de peso corporal ... a Rutina de ejercicios que no requieren ningún tipo de equipo.

CADA RUTINA DE EJERCICIO SE PUEDE HACER EN CASA; no necesita equipos de gimnasio sofisticados para lograr lo que desea, todo lo que se necesita es la cambiar de mentalidad

Los siguientes ejercicios de levantamiento de mancuernas incluyen:

- Pecho, hombros y tríceps.
- Espalda, bíceps y abdominales.

- Abdominales superiores e inferiores
- Oblícuos y caderas
- Muslos internos y externos
- Músculos isquiotibiales, Cuádriceps femoral, y Pantorrillas
- Glúteos ejercitados

Aquí está el equipo que necesitará: una colchoneta de yoga, un banco de mancuernas o una pelota de ejercicios, mancuernas, mancuernas (se necesitan casi poco o nada de peso) y una pelota medicinal.

Cada ejercicio incluye una secuencia de Calentamiento que es necesaria para prevenir lesiones y para ayudarlo a quemar más grasa. Es importante refrescarse después de cada Rutina de ejercicio. Puede dar una caminata de cinco o diez minutos alrededor de la cuadra o su apartamento / casa o hacer algunas posiciones fáciles de yoga. El enfriamiento depende totalmente de usted. Se recomienda hacer ejercicio tres días a la semana, dirigidos a diferentes grupos musculares para cada día, y luego darse un día de descanso para el desarrollo muscular adecuado. Si sigue la rutina y las recetas que he cubierto en este libro, tiene garantizados excelentes resultados.

¡Feliz Levantamiento!

Capítulo 1: Pecho, hombros y tríceps

Es vital que caliente los grupos musculares en los que planea trabajar ese día. Si no lo hace, existe un grave riesgo de lesiones cuando los músculos y las articulaciones no están preparados adecuadamente.

Calentamiento

1. **Marcha en mismo lugar:**

   Marche en el lugar por 60 segundos. Haga su mejor esfuerzo no solo para caminar a un ritmo rápido sino también para levantar las rodillas tan alto como pueda.

2. **Rodillas altas:**

   Esta es una versión exagerada de la marcha en mismo lugar. Esto está destinado a mantener su ritmo cardíaco elevado y ayudarlo a quemar más calorías. Va a correr rápidamente en el mismo lugar, manteniendo sus codos tocando su cinsura con sus antebrazos y palmas extendidas paralelas al piso. Haga su mejor esfuerzo para tocar las rodillas con las palmas lo más rápido posible durante 60 segundos.

3. **Sentadillas con golpes cruzados:**

   Coloque los pies separados al ancho de los hombros mientras mantiene la espalda recta mientras se pone en cuclillas. Mantenga las manos en el pecho y saque el trasero cuando se ponga en cuclillas. A medida que se eleva, gire alternativamente hacia el lado izquierdo y derecho después de ponerse en cuclillas. Levántese, golpee a la izquierda con el brazo derecho, girando el pie derecho hacia el golpe. Póngase en cuclillas nuevamente, levántese y luego golpee hacia la derecha con el brazo izquierdo. Repita por 60 segundos.

4. **Círculos grandes con los brazos:**

Levante los brazos por encima de la cabeza y haga una "V". Luego haga círculos grandes y anchos con los brazos. Hágalo por 30 segundos. Invierta la dirección por otros 30 segundos.

5. **Círculos de muñeca:**

Junte las manos en el pecho y entrelace los dedos. Mueva solo sus muñecas durante 60 segundos.

Rutina de ejercicio

1. **Prensa de hombros con barra:**

Coloque los pies de modo que estén justo fuera de la línea vertical imaginaria que podría dibujar desde los hombros. Con las palmas hacia adentro, agarre la barra y mantenga las manos un poco más anchas que los hombros; asegúrese de que las muñecas permanezcan rectas. Mantenga los codos hacia adelante un poco más allá de la barra, esto ayudará a mantener la barra en su lugar. Presione la barra hacia arriba y, mientras lo hace, empuje la cabeza entre los brazos una vez que la barra esté sobre la cabeza. Haga cuatro series de repeticiones; 15 12 10-5

2. **Fila vertical con un solo brazo:**

Sostenga una mancuerna en una mano a su lado, con las palmas hacia atrás. Lleve la mancuerna a la alsura de la barbilla, manteniendo el codo más alto que la muñeca. Lentamente deje caer la mancuerna nuevamente a la posición inicial. Repita en el otro lado después de un conjunto. Haga cuatro series de repeticiones: 15-12-10-5

3. **Prensa inclinada con mancuernas:**

Coloque su banco de mancuernas en una pendiente o coloque su pelota de ejercicios contra la pared y siéntese en ángulo con la espalda recta apoyada en la pelota. Mantenga los pies y las rodillas bien abiertos. Sostenga en cada mano una mancuerna cerca de sus hombros. Presione las mancuernas hacia arriba mientras aprieta los músculos del pecho. Las mancuernas deben acercarse juntas de forma nasural cuando las levanta, pero no necesitan tocarse, luego baje lentamente sus mancuernas a la posición inicial. Haga tres series de repeticiones: 15-12-10-5

4. **Vuelos inclinados con mancuernas:**

Sostenga una mancuerna en cada mano, mantenga los pies un poco más anchos que los hombros y asegúrese de que las rodillas estén ligeramente dobladas. Inclínese hacia adelante desde la cadera hasta que su pecho esté casi paralelo al suelo. Mantenga la espalda completamente recta con las palmas hacia abajo y luego levante las mancuernas hacia arriba y hacia los lados tan alto como sea posible. Mantenga sus movimientos controlados. Haga tres series de repeticiones: 15-12-10-5

5. **Prensa con mancuernas sentado:**

Siéntese en un banco sosteniendo las mancuernas a la alsura de la barbilla con los codos hacia los lados y las palmas de las manos hacia adelante. Presione las mancuernas completamente por encima de su cabeza para una extensión completa: mantener los hombros hacia abajo ayudará a aislar los tríceps y el pecho. Haga tres repeticiones de 15.

Capítulo 2: Abdominales, Espalda y Bíceps

Calentamiento

1. **Ejercicio "El Gato":**

   Póngase en cuatro patas con las manos y las rodillas separadas por el hombro y la cadera. Suavemente arquee la espalda, redondeando y meta la barbilla y el coxis debajo de usted. Inhale y, mientras exhala, deje caer la espalda y levante el coxis como si lo essuvieran tirando con una cuerda. Mire hacia el cielo como si essuviera tratando de hacer una "U" con la espalda. Repita 10 veces.

2. **Toque del dedo del pie:**

   Mientras está de pie, mantenga los pies juntos y alcance el cielo con las manos. Doble hacia adelante las caderas y empuje las caderas hacia atrás mientras alcanza el piso, colocando su peso sobre los talones. Mantenga su espalda recta. Luego vamos a levantar y, para hacer esto correctamente, vamos a rodear suavemente la columna vertebral y levantar una vértebra a la vez, terminando en las posiciones iniciales. Repita 15 veces.

3. **Posición del triángulo:**

   Mientras está de pie, dé un gran paso adelante con el pie derecho en posición de zancada. No permita que su rodilla pase por su tobillo y mantenga una pierna izquierda recta dejando caer la rodilla. Como se lanzó hacia adelante con el lado derecho, tomará la mano izquierda y la colocará en el suelo, justo a la izquierda del pie derecho. Tome su brazo derecho y estire el brazo hacia el cielo y siga su alcance con su mirada. Debe estar haciendo una línea recta con ambos brazos. Repita en el lado derecho e izquierdo cinco veces.

4. **Estiramiento lateral:**

Coloque una palma en una pared y lleve todo su brazo interno para que también se encuentre con la pared. Gire su pecho lejos de la pared y luego Mantengagalo durante 20 segundos. Repita alternativamente en cada lado seis veces.

5. **Plancha:**

Póngase en una posición de flexión con los pies juntos y las muñecas directamente debajo de los hombros. Mantener durante 30 segundos

Rutina de ejercicio

1. **Dominadas de agarre ancho:**

Coloque las manos hacia adelante y agarre una barra de tiro un poco más ancha que los hombros. Apriete el core y la espalda para que esto lo ayude a levantarse. Intente no usar sus hombros o brazos.

2. **Remo unilateral con mancuernas:**

Coloque los pies separados al ancho de las caderas doblando ligeramente las rodillas. Con mancuernas en cada mano, inclínese hacia adelante en las caderas y no en la cintura. Mantenga su core enganchado y sus brazos colgando, y sus codos doblados a los costados. Con las palmas frente a frente, apriete los omóplatos y levante los codos con fuerza contra usted mientras lleva las mancuernas hasta las axilas. Imagine que está rompiendo un huevo con los omóplatos cuando tiene los codos arriba. Mantenga una cuenta y luego suelte. Haga tres series de 8-12 repeticiones.

3. **Curl de Bíceps con mancuernas:**

Comience haciendo un remo unilateral y cuando suelte para volver a la posición inicial, mire las palmas hacia el pecho y doble las mancuernas hacia el pecho. Involucre sus bíceps. No balancee los brazos para hacer este ejercicio, use solo sus músculos. Baje la cantidad de peso si es necesario. Haga tres series de 8-12 repeticiones.

4. **Vuelos posteriores con mancuernas:**

Comience colocando los pies separados aproximadamente al ancho de la cadera y doble ligeramente las caderas mientras aprieta el core. Tenga sus brazos sosteniendo las mancuernas ligeramente delante de sus rodillas. Mientras se inclina ligeramente, abra los brazos hacia los lados lo más alto posible, apretando los omóplatos. No balancee los brazos, use la espalda y el core para levantar. Libere. Haga tres series de 8-12 repeticiones.

5. **Abdominales básicos:**

Comience recostándose boca arriba con los pies en el suelo y las rodillas ligeramente flexionadas. Presione sus dedos ligeramente en la base de su cráneo para sostener su cabeza. Involucre su core para levantar la parte superior de su cuerpo tanto como sea posible y nunca deje de apretar su core. Haga una transición al siguiente ejercicio después de hacerlo durante 15 segundos.

6. **Abdominales bicicleta:**

Permanezca en la posición de abdominales con la espalda en el piso. Extienda sus pies justo por encima del piso, antes de levantar una de sus rodillas hacia su cuerpo y levantarla ligeramente para tocarla con el codo opuesto. Mantenga su core enganchado mientras empuja su pie hacia atrás y levanta la otra rodilla para tocarla con el otro codo. Mantenga la parte superior del cuerpo levantada y gire para que el codo se encuentre con la rodilla opuesta. Repita por 15 segundos.

7. **Extensión de piernas:**

Acuéstese boca abajo con los brazos y las piernas extendidos. Levante los brazos y las piernas mientras trabaja con su core. Deje caer la pierna izquierda y el brazo derecho hacia abajo, luego levántelos mientras deja caer la pierna derecha y el brazo izquierdo hacia abajo. Alterne los lados como si estuviera nadando. No deje caer sus brazos o piernas por completo. Repita por 60 segundos.

8. **Plancha:**

Póngase en una posición de flexión con las manos y los pies separados a la altura de los hombros. Con sus muñecas directamente debajo de sus hombros, enganche su core y sostenga durante 30 segundos.

Capítulo 3: Músculos isquiotibiales, Cuádriceps femoral, y Pantorrillas

Calentamiento

1. **Balanceo de Pierna:**

   Comience parándose en posición vertical. Tome una pierna y muévala de un lado a otro. Mantenga su core ocupado mientras mantiene una pierna recta sin mover la parte superior del cuerpo. Repita 20 veces con cada pierna. Después de completar ambas piernas, cambie a un movimiento de lado a lado con la pierna opuesta frente a la pierna que está estacionada. Repita por 20 segundos en cada pierna.

2. **Caminando tipo Frankenstein:**

   Patea una pierna recta frente a ti y extiende el brazo opuesto para tocar su espinilla mientras camina lentamente hacia adelante. Repita 20 veces en total.

3. **Estiramiento de cuádriceps:**

   Párese sobre una pierna mientras tira de la pierna opuesta para alcanzar sus glúteos y estírese lo más que pueda. Alterne cada pierna 20 veces

Rutina de ejercicio

1. **Sentadillas con mancuerna:**

   Sus pies deben estar separados al ancho de los hombros con los dedos apuntando ligeramente hacia afuera. Sostenga su mancuerna en la parte superior como una taza y deje que la parte inferior del peso cuelgue hacia abajo. Mantenga la espalda recta mientras baja sobre una silla invisible, asegurándose de hundirse en los talones. Una vez que sus muslos estén paralelos, apriete sus glúteos y piernas mientras levanta.

Repita por 45 segundos.

2. **Sentadillas con mancuernas a los lados:**

Párese con los pies separados aproximadamente dos largos de puño, sosteniendo las mancuernas a los costados. Apunte sus dedos ligeramente hacia afuera. No levante las mancuernas con los brazos. Pase a una posición en cuclillas, baje mientras mantiene la espalda recta, cambiando el peso de los dedos de los pies a los talones. Mantenga el pecho lo más alto posible. Levante la espalda usando solo las piernas y pase el peso de nuevo a los dedos de los pies con el pecho ligeramente hinchado mientras se inclina hacia atrás. Repita por 45 segundos.

3. **Zancadas:**

Coloque un taburete contra la pared y separe las piernas aproximadamente al ancho de la cadera, manteniendo los brazos a los lados sosteniendo mancuernas. Avance con un pie sobre el taburete, haciendo que su muslo y pantorrilla estén en un ángulo de 90 grados. Asegúrese de que su rodilla no pase el tobillo. A medida que cae en la posición de zancada, la rodilla trasera debe bajar ligeramente. Empuje nuevamente a la posición inicial. Repita 6-12 veces, luego repita en la pierna opuesta.

4. **Sentadillas en la pared:**

Sostenga una pelota medicinal contra la pared con la espalda baja, con mancuernas en las manos. Párese con los pies a un paso de distancia y separados a la altura de las caderas, asegurándose de que los dedos de los pies estén delante de las rodillas. Con sus mancuernas colgando a los lados, baje la pared hasta que sus piernas formen un ángulo de 90 grados. Apriete las piernas y los glúteos para levantar el cuerpo, manteniendo las rodillas ligeramente flexionadas. Repita por 45 segundos.

5. **Peso muerto:**

Comience con los pies un poco más anchos que las caderas y sostenga una barra sin mancuernas sobre los muslos (siempre puede agregar peso más tarde) con las manos justo afuera de las caderas. Bloquee las piernas y baje **lentamente** la barra hacia los pies, manteniendo la espalda recta. Recuerde mantener su core flexionado, ya que esto protege su espalda. Mantenga la barra cerca de las piernas mientras baja. Levante hacia arriba con una espalda recta y haga que la barra tome el camino exacto hacia abajo. Repita tantas veces como pueda en forma perfecta.

6. **Sentadillas isométricas:**

Coloque la espalda contra una pared con los pies separados al ancho de las caderas y un paso adelante. Apile sus rodillas sobre sus tobillos mientras se pone en cuclillas. Asegúrese de que sus rodillas estén ligeramente detrás de sus dedos. Mantenga durante 60 segundos.

Capítulo 4: Cardio HIIT

Calentamiento

1. **Rotación de hombro y cabeza:**

   Asuma la posición inicial parándose alto con la espalda recta. Levante los hombros y gírelos hacia adelante para formar un círculo. Eso es una rotación de hombro. Para rotar la cabeza, incline suavemente la cabeza y el cuello hacia adelante, luego gire 360 grados suavemente sin forzar el cuello. Haga 15 repeticiones de cada una.

2. **Girar la parte superior del cuerpo:**

   Párese con los pies a cada lado del cuerpo, un poco más ancho que las caderas. Levante ambas manos, nivele el pecho, luego suelte los puños y gire el torso y las caderas hacia la izquierda junto con las manos. Haga una pausa y sostenga durante tres segundos. Luego regrese al principio. Gire a la izquierda, luego repita ocho veces.

3. **Círculos de cadera:**

   Comience de pie (los pies deben estar separados al ancho de los hombros) y descanse las manos sobre las caderas. Empuje las caderas hacia el frente y luego gire lentamente en sentido horario. Realice 5-10 rotaciones y luego cambie la dirección.

4. **Cículos de Rodilla:**

   Coloque los pies separados al ancho de los hombros y doble las rodillas ligeramente hacia adelante. Coloque las manos sobre las rodillas y mientras mantiene los pies en el suelo, gire las rodillas en el sentido de las agujas del reloj. Mantenga sus movimientos de cadera al mínimo. Haga 5-10 repeticiones en una dirección y luego cambia.

5. **Cículo con los brazos:**

Extienda sus brazos hacia los lados con los hombros hacia abajo. Gire sus brazos hacia adelante en pequeños círculos durante cinco repeticiones. Invierta la dirección durante cinco repeticiones. Repita todo el proceso en grandes círculos.

6. **Elevaciones de rodillas:**

Levante una rodilla lo más cerca posible de su pecho y sosténgala con sus manos. Mantenga esta posición durante tres segundos. Bajar el pie. Repita con la rodilla opuesta. Haga 10 repeticiones.

Rutina de ejercicio

1. **Sentadilla con salto de 180 grados:**

Comience con las piernas ligeramente más anchas que las caderas y los dedos de los pies apuntando hacia afuera. Comience en una posición baja en cuclillas, luego salte y gire 180 grados, luego aterrice suavemente en una posición en cuclillas. Invierta la dirección cada vez. Repita por 45 segundos.

2. **Rodillas altas:**

Apriete sus abdominales mientras corre rápidamente, levantando las rodillas lo más alto que pueda. Repita por 45 segundos.

3. **Jumping Jacks Locos:**

Apriete el core y extienda los brazos hacia los lados formando ángulos de 90 grados, con los dedos apuntando hacia arriba.

Levante la rodilla izquierda hacia un lado y hacia arriba, luego baje el codo izquierdo para tocar la rodilla izquierda. Simultáneamente, deje caer la rodilla izquierda mientras repita el movimiento en el otro lado. Repita por 45 segundos.

4. **Crisscross Pick-ups:**

Comience con los pies separados al ancho de los hombros, salte hacia abajo en una posición en cuclillas. A medida que trabaje ligeramente su core, toque el piso con la mano derecha. Salte en el aire y cruce las piernas, luego aterrice de nuevo en posición en cuclillas. Toque el piso con la mano izquierda. Repita por 45 segundos.

5. **Taloneo:**

Mantenga los pies separados al ancho de los hombros. Patee rápidamente su talón izquierdo hacia sus glúteos. A medida que baja el pie izquierdo, patee la pierna derecha hacia atrás al mismo tiempo. Repita por 45 segundos.

6. **Salto estrella:**

Comience colocando los pies aproximadamente al ancho de los hombros y manteniendo ambos brazos cerca del cuerpo. Póngase en cuclillas a mitad de camino alcanzando los dedos del pie derecho con la mano izquierda. Salte rápidamente y extienda sus brazos y piernas como una estrella de mar. Aterrice suavemente en una posición de media sentadilla, tocando los dedos del pie izquierdo con la mano derecha. Repita por 45 segundos.

7. **Plank Jacks:**

Comience en una posición de plancha con las muñecas debajo de los hombros y mantenga los pies juntos. Enganche su core mientras levanta los pies y luego vuelve a la posición inicial. Mantenga la espalda recta y la parte superior del cuerpo quieta. Repita por 45 segundos.

8. **Golpes con rodillas cruzadas:**

Comience en una posición de media sentadilla con los pies separados al ancho de los hombros. Mantenga sus hombros relajados y su core comprometido; Haga puños, luego golpee a la izquierda con la mano derecha. Repita golpeando a la derecha con la mano izquierda. Repita por 45 segundos.

Capítulo 5: Abdominales

Calentamiento

1. **Paso del oso:**

   Comience a cuatro patas con ambas manos directamente debajo de los hombros y las rodillas directamente debajo de las caderas. Usando los dedos de los pies, agarre el piso y levante las rodillas unos centímetros del piso. Avance moviendo simultáneamente la pierna izquierda y la mano derecha al mismo tiempo, luego la pierna derecha y la mano izquierda. Arrastrarse hacia adelante de esta manera 10 yardas, y luego hacia atrás 10 yardas

2. **Planchas Spiderman:**

   Comience en la posición de plancha con las manos debajo de los hombros. Levante su pie derecho y colóquelo fuera de su mano derecha. Mantenga durante 15 segundos, manteniendo la espalda recta y la rodilla delantera directamente sobre el tobillo. Después de eso, mantenga el equilibrio con el brazo izquierdo, levante la mano derecha hasta el techo, siguiendo su alcance con la mirada. Mantenga la posición durante 15 segundos, luego regrese a la posición inicial. Repita estos dos estiramientos en ambos lados de su cuerpo.

3. **Body Saw:**

   Póngase en una posición de plancha con los pies separados al ancho de la cadera, luego baje los codos, de modo que estén directamente debajo de los hombros. Mantenga su cuerpo y espalda rectos mientras se balancea hacia adelante y hacia atrás, manteniendo un core apretado. Haga 10 repeticiones.

4. **Plancha:**

Póngase en una posición de plancha tradicional y mantenga la posición durante 10 segundos. Haga 3 repeticiones de 10.

Rutina de ejercicio

1. **Diamond Back:**

Acuéstese boca abajo en el piso con sus glúteos apretados para que sus piernas se levanten del piso. Involucre su core y levante su pecho completamente del piso con sus brazos directamente frente a usted, hale un codo hacia su espalda, luego alterne los brazos mientras mantiene su pecho y piernas elevadas. Repita por 60 segundos.

2. **Tijeras con aplauso:**

Acuéstese boca arriba mientras trabaja con su core y levante los omóplatos del piso. Levante la pierna derecha, Manténgala recta mientras aplaude con las manos detrás de la rodilla. Mantenga la espalda recta y el core apretado junto con los omóplatos levantados mientras repite en el otro lado. Repita por 60 segundos.

3. **Plancha lateral con levantamiento de rodilla:**

Comience por ponerse en posición de plancha lateral con el antebrazo de lado, el codo directamente debajo del hombro y las piernas extendidas y rectas. Coloque sus pies uno encima del otro. La idea es que haga una línea recta con su cuerpo. Levante el codo superior en el aire, luego coloque la mano al nivel del pecho con la palma hacia los dedos de los pies. Levante la rodilla superior para golpear la palma de su mano y luego baje la espalda. Repita durante 60 segundos - 30 segundos en cada lado.

4. **Abdominales Sprint:**

Siéntese sobre su trasero con la espalda recta y una de sus piernas extendidas en el aire. Su otra pierna se acerca a su cuerpo, por lo que su rodilla está cerca de su torso. Alterne sus piernas mientras bombea sus brazos como si estuviera corriendo. Repita por 60 segundos.

5. **Abdominales en V:**

Comience de nuevo con las piernas levantadas en un ángulo de 30-45 grados. Mantenga el torso levantado y la espalda recta como si estuviera haciendo una "V" con su cuerpo. Involucre su core, haga puños, luego golpee ligeramente su abdomen como si fuera un tambor, alternando sus manos. Repita por 60 segundos.

6. **Plancha pike con saltos:**

Comience en una posición de plancha alta con los pies ligeramente separados. Salte con los pies hacia las manos y con la espalda recta, el centro apretado y el trasero hacia el techo. Mantenga presionado por una repetición, luego vuelva a la posición de plancha para otra repetición. Repita por sesenta segundos.

7. **Planchas alternadas:**

Comience en una posición de plancha alta, luego extienda su brazo izquierdo por delante de usted y su pierna derecha detrás de usted, ligeramente más arriba que su columna vertebral. Mantenga presionado por una repetición y luego cambie el brazo y la pierna. Repita por 60 segundos.

Capítulo 6: Oblícuos

Calentamiento

1. **Paso del oso:**

   Comience a cuatro patas con ambas manos directamente debajo de los hombros y las rodillas directamente debajo de las caderas. Usando los dedos de los pies, agarre el piso y levante las rodillas unos centímetros del piso. Avance moviendo simultáneamente la pierna izquierda y la mano derecha al mismo tiempo, luego la pierna derecha y la mano izquierda. Arrástrese hacia adelante de esta manera 10 yardas, y luego hacia atrás 10 yardas.

2. **Planchas Spiderman:**

   Comience en la posición de plancha con las manos debajo de los hombros. Levanta su pie derecho y colóquelo fuera de su mano derecha. Mantenga durante 15 segundos, manteniendo la espalda recta y la rodilla delantera directamente sobre el tobillo. Después de eso, mantenga el equilibrio con el brazo izquierdo, levante la mano derecha hasta el techo, siguiendo su alcance con la mirada. Mantenga la posición durante 15 segundos, luego regrese a la posición inicial. Repita estos dos estiramientos en ambos lados de su cuerpo.

3. **Body Saw:**

   Póngase en una posición de plancha con los pies separados al ancho de la cadera, luego baje los codos, de modo que estén directamente debajo de los hombros. Mantenga su cuerpo y espalda rectos mientras se balancea hacia adelante y hacia atrás, manteniendo una tensión. Haga 10 repeticiones.

4. **Plancha:**

Póngase en una posición de plancha tradicional y mantenga la posición durante 10 segundos. Haga 3 repeticiones de 10.

Rutina de ejercicio

1. **Leñador con cable:**

Párese con los pies separados al ancho de las caderas y sostenga una mancuerna de costado con ambas manos en diagonal sobre su hombro derecho, colocando su peso sobre su pie derecho. Gire hacia la cadera derecha mientras hace un movimiento de corte hacia abajo pasando la cadera izquierda. Regrese a su posición inicial. Haga esto durante 20 repeticiones en cada lado de su cuerpo.

2. **Giro Ruso:**

Siéntese bien alto con los pies apoyados en el suelo y las rodillas dobladas. Inclínese ligeramente hacia atrás mientras mantiene la espalda recta. Con una mancuerna, sosténgala en el exterior del peso, cruce los tobillos y luego levante los pies del suelo. Gire continuamente de izquierda a derecha tocando el peso con el suelo mientras gira de lado a lado. Repita por 45 segundos.

3. **Planchas laterals elevadas:**

Asumir una posición de plancha lateral. Coloque su mano libre en su cadera. Levanta la parte inferior del cuerpo para formar una línea recta. Baje la cadera al piso e inmediatamente vuélvala a subir una vez. Repita por 20 segundos en cada lado.

4. **Abdominales de bicicleta:**

Asuma la posición de abdominales con la espalda en el suelo. Extienda ambos pies justo por encima del piso, antes de llevar una de las rodillas hacia el cuerpo y levantarlo ligeramente para tocarlo con el codo opuesto. Mantenga su core enganchado mientras empuja su pie hacia atrás y levanta la otra rodilla para tocarla con el otro codo. Mantenga una parte superior del cuerpo elevada y gire para que su codo se encuentre con el codo opuesto. Repita por 15 segundos.

Capítulo 7: Muslos internos y externos

Calentamiento

1. **Balanceo de Pierna:**

   Comience parándose en posición vertical. Tome una pierna y muévala de un lado a otro. Mantenga su core ocupado mientras mantiene una pierna recta sin mover la parte superior del cuerpo. Repita 20 veces con cada pierna. Después de completar ambas piernas, cambie a un movimiento de lado a lado con la pierna opuesta frente a la pierna que está estacionada. Repita por 20 segundos en cada pierna.

2. **Caminando tipo Frankenstein:**

   Patee una pierna recta frente a usted y extienda el brazo opuesto para tocar su espinilla mientras camina lentamente hacia adelante. Repita 20 veces en total.

3. **Estiramiento de cuádriceps:**

   Párese sobre una pierna mientras tira de la pierna opuesta para alcanzar sus glúteos y estírese lo más que pueda. Alterne cada pierna 20 veces.

Rutina de ejercicio

1. **Sentadilla de sumo:**

   Ponga sus pies en una postura ancha y rechoncha. Lleve sus manos al nivel de su corazón y presione sus palmas juntas. Sus caderas deben estar alineadas con sus hombros. Involucre a su core, luego salte y aterrice en una posición en cuclillas; Asegúrese de que sus rodillas estén por encima de sus tobillos. Repita por 45 segundos.

2. **Sentadillas con mancuernas:**

Coloque sus pies más anchos que sus caderas. Mantenga una mancuerna en cada mano a la altura de los hombros con las manos una frente a la otra. Sus brazos deben colgar directamente debajo de cada hombro. Involucre a su core para ayudar a mantener la espalda recta y protegida. Póngase en cuclillas mientras sus rodillas permanecen por encima de sus tobillos. Vuelva a la posición inicial. Haga tres repeticiones durante 30 segundos cada una.

3. **Planchas elevadas:**

Póngase en una posición de plancha alta y levante una pierna paralela al suelo y sostenga durante 45 segundos. Complete dos repeticiones en ambos lados.

4. **Sentadillas con pasos laterales:**

Comience con los pies separados al ancho de las caderas. Baje hasta la mitad de la posición en cuclillas, luego avance lo más a la izquierda posible con el pie izquierdo, luego suba el pie derecho para volver a la posición inicial. Repita por 30 segundos en cada lado.

5. **Elevación de pierna lateral para muslos externos:**

Acuéstese sobre su lado derecho con su mano derecha apoyando su cabeza. Mantenga sus caderas apiladas una encima de la otra. Levante la pierna superior y rebótelo alrededor de 10 pulgadas. No deje que su pierna caiga o se doble. Cambie de lado. Haga tres repeticiones durante 30 segundos.

Capítulo 8: Glúteos

Calentamiento

Referencia Capítulo Tres

Rutina de ejercicio

1. **Sentadillas con Rebote:**

   Párate en una posición en cuclillas, luego caiga en una posición en cuclillas baja. Comience a rebotar sus glúteos hacia arriba y hacia abajo durante 45 segundos.

2. **Zancadas:**

   Coloque las manos en las caderas mientras está de pie erguido. Dé un paso adelante con un pie de unos tres pies de distancia, deje caer ambas rodillas y dóblelas a 90 grados manteniendo los hombros alineados con las caderas. Repita por 30 segundos en cada lado.

3. **Sentadillas:**

   Comience por ponerse en una posición de sentadilla ancha y luego caiga en una posición en cuclillas baja. Apriete sus glúteos mientras lo hace. Repita por 45 segundos.

4. **Plancha con patada:**

   Póngase en una posición de plancha con las rodillas bajadas hacia el piso. Levante una pierna hacia arriba y rebótela lo más alto que pueda. Repita en cada lado durante 45 segundos.

Capítulo 9: Espalda

Calentamiento

Referencia Capítulo 2.

Rutina de ejercicio

1. **Flexiones elevadas:**

   Coloque las manos de par en par en el piso con ambos pies elevados en un banco o sofá. Mientras mira hacia abajo y mantiene la espalda recta, haga una flexión. Haga tres repeticiones de 20 segundos cada una.

2. **Extensión de piernas:**

   Acuéstese boca abajo con las manos y los pies extendidos. Apriete su core, luego levante un brazo junto con la pierna opuesta. Desplácese y alterne continuamente durante 45 segundos.

3. **Abdominales invertidos:**

   Acuéstese en el piso boca abajo, coloque las manos en la base del cráneo mientras aprieta los músculos de la espalda. Levante el peso del piso, luego baje la espalda hacia abajo para una repetición. Repita por 45 segundos.

4. **Vuelos posteriors con mancuernas:**

   Comience colocando los pies separados aproximadamente al ancho de la cadera y doble ligeramente las caderas mientras aprieta el core. Tenga sus brazos sosteniendo mancuernas ligeramente delante de sus rodillas. Mientras se inclinas ligeramente, abra los brazos hacia los lados lo más alto posible, apretando los omóplatos. No balancee los brazos, use la espalda y el core para levantar. Libere lentamente los brazos y no deje de tocar sus abdominales. Haga tres series de 8-12 repeticiones.

Capítulo 10: Nutrición y Fitness van de la mano

¿Alguna vez se ha preguntado por qué entrenar constantemente nunca parece darle los resultados que necesita? Lo más probable es que se deba a su dieta. La incorporación de la mejor dieta a su vida, fomenta la reducción de la grasa corporal, el aumento de la energía, la pérdida de peso adicional y la protección contra las enfermedades. Los alimentos densos en nutrientes son el aspecto más importante de la aptitud física. Los estudios han demostrado que no comer antes de hacer ejercicio le ayudará a quemar un 20% más de grasa que si comiera antes. Comer comidas ricas en proteínas después de una rutina de ejercicio es crucial para el proceso de reparación y desarrollo muscular.

Perder peso es solo un 20% de ejercicio, el otro 80% es hacer dieta. Lo que come importa en términos de peso. Reduzca su consumo de azúcar al reducir su consumo de refrescos y golosinas azucaradas procesadas. Beba mucha agua antes, durante y después de una rutina de ejercicio. Cuando anhele algo dulce, opte por una fruta. En lugar de comer tres comidas grandes al día, cambie a comer 6 o 7 comidas pequeñas. Para aumentar su metabolismo, lo mejor es una Rutina de ejercicio justo después de despertarse, además comenzará a tener más energía durante el día. Siempre desayune, siempre. Esto le brinda el combustible que necesita para comenzar el día y lo mantiene alerta. Incorpore carbohidratos complejos junto con proteínas a primera hora de la mañana, esto ayudará a regular su azúcar en la sangre y le dará combustible durante horas sin un choque.

Si está tratando de desarrollar músculos, debe comer antes y después de una rutina de ejercicio. Coma carbohidratos con un poco de proteína y luego, después de hacer ejercicio, coma muchas proteínas. Por cada libra que pese, debes consumir 0,7 gramos de proteína todos los días. La proteína es el nutriente más fácilmente disponible en el planeta, y existen innumerables fuentes además de la carne y los lácteos: nueces, mantequilla de nueces, frijoles, legumbres, granos enteros, leche de nueces, yogur, soja, quinoa, la mayoría de los vegetales. También deberá limitar su consumo de grasas saturadas y grasas trans, como dulces y alimentos fritos.

Coma sano y coma a menudo. Beba abundante agua. La razón por la cual los carbohidratos complejos son una gran combinación es que los carbohidratos le dan a su cuerpo energía y proteínas que ayudan a desarrollar los músculos, la piel y el cabello. Ambos son necesarios para un metabolismo más rápido y para desarrollar músculo. Cuando desee perder peso y ganar músculo, y/o adelgazar: combinar el equilibrio perfecto de nutrición con cardio, entrenamiento con mancuernas y días de descanso lo ayudará a lograr el cuerpo perfecto con el que siempre ha soñado.

Capítulo 11: Top SIETE de deliciosas recetas a base de plantas ENVASADAS con proteínas

1. Batido de plátano para el desayuno

Ingredientes:

- Plátano (1, congelado y en rodajas)
- Leche de soja (1 taza, sin azúcar)
- Semillas de cáñamo (2 cucharadas)
- Semillas de Chía(1 cucharada)
- Maca en polvo (1 cucharada)
- Proteína en polvo (1 cucharada, preferiblemente vegana)
- Mantequilla de maní (2 cucharadas)

Preparación:

Coloque todos los ingredientes en una licuadora y mezcle a temperatura alta hasta que la consistencia sea completamente suave.

2. Revuelto de tofu

Ingredientes:

- Aceite de oliva (1 cucharadita, virgen extra)
- Cebollas (0.25 taza, picadas)
- Pimientos (1 taza, rojo y verde)
- Espinacas (1 taza)
- Tofu (13 onzas)
- Pizca de sal
- Pizca de pimiento

Preparación:

Caliente el aceite de oliva en una sartén hasta que esté caliente. Agregue cebollas y pimientos. Saltee hasta que esté suave y marrón. Agregue tofu, espinacas, sal y pimienta. Saltee por un rato más a fuego medio. ¡A Disfrutar!

3. Ensalada de garbanzos y pimientos rojos

Ingredientes:

- Garbanzos (2 latas de 15 onzas, sin sal agregada, escurridas y enjuagadas)
- Pimientos (3 rojos, finamente picados)
- Cilantro (puñado, picado)
- Perejil (1 taza, picado)
- Ajo (3 dientes, picados)
- Aceite de oliva (1 cucharada, virgen extra)
- Jugo de limón (2 cucharadas)
- Pizca de sal
- Pizca de pimienta
- Pitas de trigo integral

Preparación:

Mezcle todos los ingredientes en un tazón grande y refrigere durante al menos dos horas, dejando que todos los sabores se unan. Después de que la mezcla se enfríe, agréguela a una pita.

4. Tazón de quinoa del suroeste

Ingredientes:

- Quinoa (0.5 taza, preparada)
- Frijoles negros (0.5 taza preparada)
- Tofu extra firme (6 onzas)
- Espinacas o col rizada (2 onzas)
- Pimientos (0.5 taza, picados)
- Tomate (1 pequeño, cortado en cubitos)
- Cilantro con cebolla verde (0.25 taza, picada)
- Jugo de lima
- Pizca de sal
- Pizca de pimiento

Preparación:

Agregue los frijoles y la quinoa, junto con los vegetales en un tazón. Mezcle con sal, pimienta y jugo de lima.

5. Sándwich de mantequilla de almendras y plátano

Ingredientes:

- Plátano (1 muy maduro, en rodajas)
- Mantequilla de almendras (2 cucharadas)
- Semillas de chía (1 cucharada)
- Pan integral (2 rebanadas)

Preparación:

Unte la mantequilla de almendras sobre el pan. Agregue las semillas de plátano y chía.

6. Quesadillas de mantequilla de almendras y granada

Ingredientes:

- Semilla de granada (0.33 taza)
- Plátano (1 grande, en rodajas)
- Mantequilla de almendras (1 cucharada)
- Tortillas de trigo integral (2 grandes)
- Canela (0.5 cucharadita)

Preparación:

1. Precaliente una sartén grande a fuego medio-alto. Rociar con aceite de coco.
2. Prepare las quesadillas, unte 3 cucharadas de mantequilla de almendras en cada tortilla. Deje 1 pulgada del borde.
3. Una cáscara de tortilla tendrá el plátano en rodajas, las semillas de granada y la canela.
4. Doble por la mitad.
5. Cocine en la sartén por aproximadamente 3 minutos, o hasta que cada lado esté dorado.

7. Enchiladas de frijoles negros

Ingredientes:

- Tortillas (10-12)
- Comino (1 cucharadita)
- Cilantro (0.5 taza, picado)
- Cebollas verdes (4-5, en rodajas)
- Maíz (1.5 tazas, congelado o fresco)
- Frijoles Negros (1 lata de 15 onzas, enjuagada y escurrida)
- Aguacates (2 pequeños o medianos)
- Quinoa (0.5 taza, sin cocinar)

Para la salsa:

- Caldo de verduras (3 tazas)
- Chile en polvo (0.25 cucharadita)
- Cebolla en polvo (0.25 cucharadita)
- Ajo en polvo (0.25 cucharadita)
- Pimentón (0.5 cucharadita)
- Comino (2 cucharaditas)
- Aceite de oliva (2 cucharadas)
- Harina para todo uso (0.25 taza)
- Pasta de tomate (0.25 taza)

Preparación:

1. Enjuague, luego cocine la quinoa de acuerdo con las instrucciones en el paquete; usando 1 taza de agua.
2. Prepare la salsa de enchilada: combine la harina y las especias. Luego calienta el aceite de oliva a fuego medio en una sartén.
3. Una vez calentado, agregue la pasta de tomate y la combinación de harina y especias.

4. Cocine por 1 minuto mientras bate. Luego agregue el caldo, luego hierva. Reduzca el fuego a lento. Continúa batiendo por otro minuto o dos.

5. Pique el aguacate y la cebolla verde.

6. En un tazón, combine los frijoles, cebollas, maíz, comino. Agregue la quinoa cocida y revuelva. Luego agregue el aguacate.

7. Precaliente el horno a 375 grados Fahrenheit. Cubra ligeramente una fuente para hornear, cubra el fondo con una pequeña cantidad de salsa.

8. Distribuya la mezcla de frijoles en el medio de cada tortilla. Enróllelas y luego coloque la costura hacia abajo en el plato.

9. Vierta el resto de la salsa sobre las enchiladas.

10. Hornee por 25 minutos

Conclusión

Gracias por llegar hasta el final de Nutrición y Fitness, esperamos que haya sido informativo y capaz de proporcionarle todas las herramientas que necesita para alcanzar sus objetivos, sean cuales sean.

¡El siguiente paso es comenzar a hacer ejercicio!